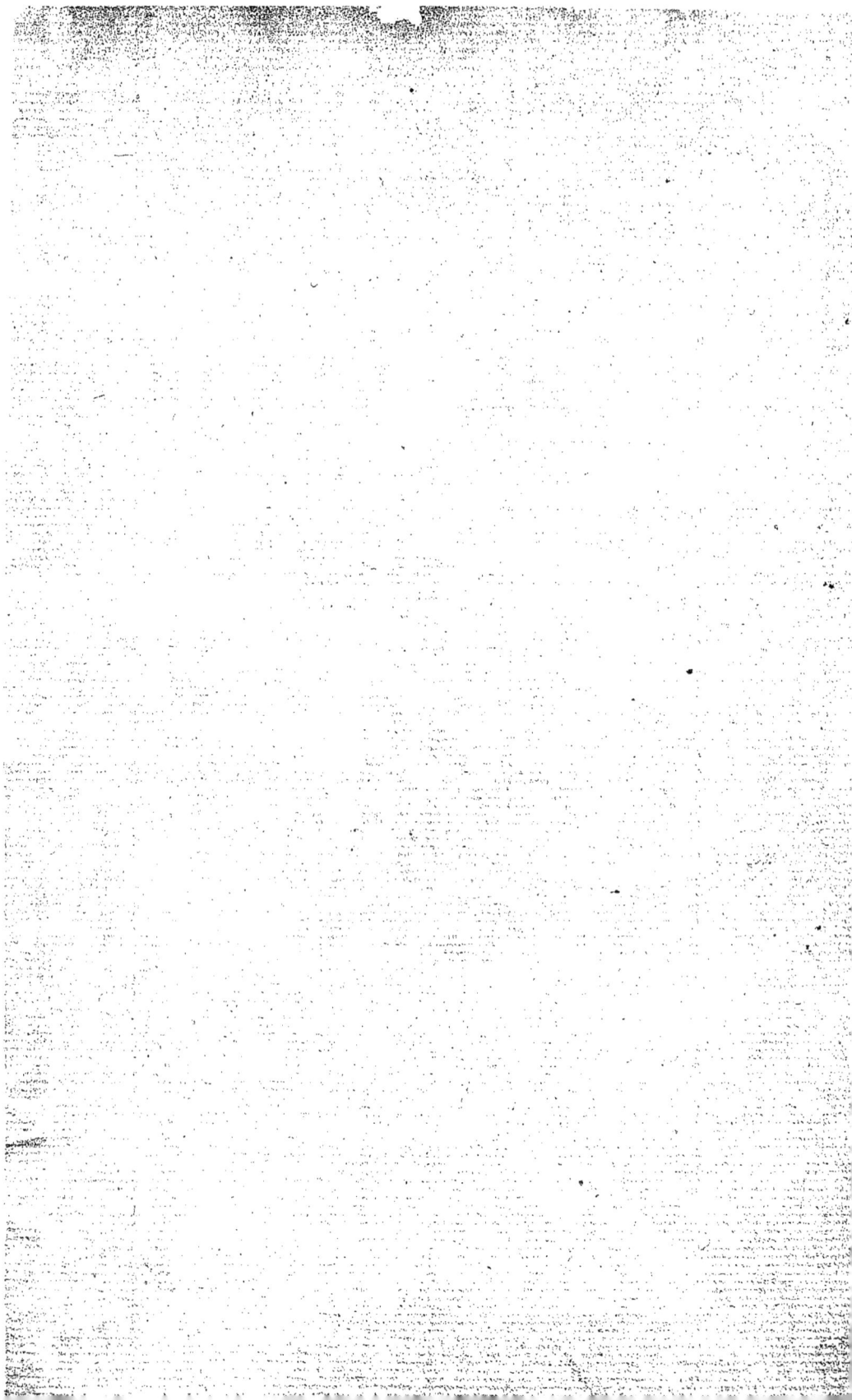

L'HYGIÈNE

ET

LES MICROBES

PAR

LE Dʳ GUSTAVE DROUINEAU

CHIRURGIEN EN CHEF DES HOSPICES CIVILS

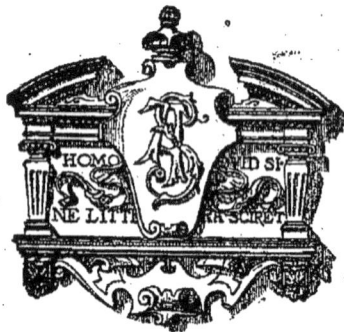

LA ROCHELLE

TYPOGRAPHIE A. SIRET, RUE DE L'ESCALE, 23

1885

L'HYGIÈNE

ET

LES MICROBES

L'HYGIÈNE

ET

LES MICROBES

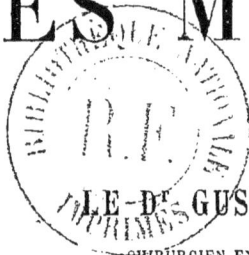

PAR

LE-Dr GUSTAVE DROUINEAU

CHIRURGIEN EN CHEF DES HOSPICES CIVILS

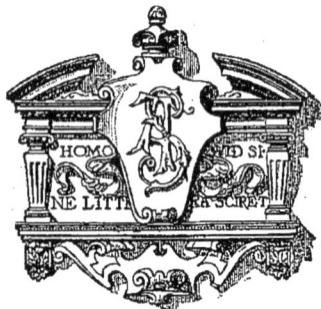

LA ROCHELLE

TYPOGRAPHIE A. SIRET, RUE DE L'ESCALE, 23

—

1885

L'HYGIÈNE ET LES MICROBES

Mesdames, Messieurs,

Si je voulais, à l'aide d'un seul exemple vous prouver les progrès surprenants de la science contemporaine, je prendrais un terme des plus répandus aujourd'hui, que tout le monde emploie dans la langue usuelle et dans le langage scientifique, le mot *microbe*, et je vous prierais d'en chercher la signification dans le meilleur ou le plus récent de nos lexiques français. En vain, vous fouilleriez le dictionnaire de l'Académie ou celui de Littré, ou même nos grandes Encyclopédies scientifiques, vous ne trouveriez pas, je vous l'atteste, ce petit vocable déjà vulgaire et pourtant né presque d'hier. Il n'y a, en effet, que quelques années que Sédillot baptisa de ce nom à l'Académie des sciences toute une grande famille d'êtres infiniment petits, dont la vie, le développement, l'étude complète ne pouvaient être observés que sous l'objectif d'un puissant microscope. Dès lors, pour le public et même pour les savants, le mot *microbe* remplaça dé-

---

Lu à la séance publique de l'Académie des belles-lettres, sciences et arts de la Rochelle. — 17 décembre 1884.

sormais les noms plus difficiles à retenir de *bacteries*, *bacilles*, *micrococcus*, *schizomicètes*, *spirilles*, etc., donnés à différentes espèces de ces êtres microscopiques. Et maintenant, partout il a droit de cité, dans la mansarde de l'ouvrier, la loge du concierge, le boudoir élégant ou le salon princier ; il court les rues, circule dans les gazettes, du feuilleton aux faits divers et aux annonces ; bref, tout le monde en use et même en abuse.

Le mot n'a pas fait seul un chemin si rapide, la science qu'il résume pour ainsi dire ou qu'il rappelle, en a fait un aussi très grand et a illustré plusieurs savants contemporains parmi lesquels quelques étrangers Allemands et Anglais et surtout des Français.

Si je voulais vous initier ici à cette jeune science, vous faire son histoire, vous montrer ses premières étapes difficiles, puis ses progrès immenses grâce à la patiente investigation de Pasteur et de toute sa laborieuse et féconde école, il me faudrait plus de temps que je n'en dois consacrer à cette étude et entrer dans des détails qui, pour être sans aucun doute intéressants, n'en seraient pas moins pour vous fatigants et pénibles à entendre.

Et pourtant, malgré la difficulté de la tâche, je ne veux point renoncer à vous parler un peu de ces petits êtres souvent terribles, quoique microscopiques, je tâcherai même, pour me faire pardonner mon audace, de vous les rendre attrayants et de ne pas être trop ennuyeux, c'est vous dire d'un mot que j'éviterai le langage scientifique et resterai dans les limites qu'imposent les bonnes traditions de nos séances académiques.

Pour entrer d'emblée dans mon sujet, permettez-moi
de vous servir de guide et de vous promener un instant
dans le laboratoire de notre illustre maître Pasteur. Aujourd'hui et grâce à la libéralité de la ville de Paris,
c'est un assez vaste domaine qu'il est très intéressant de
visiter en détail, mais si vous le voulez, nous passerons
rapidement devant les écuries et les étables où sont les
chevaux atteints de morve, les moutons charbonneux,
les chiens enragés, nous laisserons aussi de côté les
cages où sont enfermées des bêtes de toute espèce, vivant
sans souci les unes près des autres, poules, cochons-
d'inde, lapins, chiens et chats, les uns bien portants,
les autres malades ou moribonds ; tout ce gros et menu
bétail est destiné aux expériences d'inoculation et de
vivisection qui se pratiquent avec un outillage spécial,
dans des salles placées non loin de là et disposées tout
exprès. Sans doute vous frémissez à la seule pensée de
ces cruels sacrifices, et vous préférez fuir ce spectacle ;
volontiers, mais au moins rassurez-vous, M. Pasteur n'a
pas, je vous l'atteste, l'âme cruelle, tout chien vivisecté
est chloroformé ; il supprime, vous le voyez, la douleur
quand il peut, à ses opérés ; mais il ne faut pas deman-
der plus, devant la science et ses implacables nécessités,
on ne peut pas s'arrêter à quelques poules mortes ou à
quelques chiens égorgés. C'est grâce à ces sacrifices, à
ces courageuses expériences, que les découvertes les
plus heureuses ont été faites et que d'autres encore se
feront.

Des amphithéâtres d'autopsie nous arrivons aux salles
moins lugubres de travail, d'analyses, de microscopie et
aux étuves. C'est dans ces dernières surtout qu'il faut

nous arrêter si nous voulons faire connaissance avec les
microbes, car c'est là le temple sacré où on les recueille,
les cultive, les expérimente avec une sollicitude toute
particulière. Sur les tablettes plaquées le long des murs
sont rangées avec soin des quantités de flacons de forme
peu variée et ayant presque tous un certain air de famille. Ces ballons à tubulure élancée et soigneusement
bouchés avec un manchon de verre et une bourre de
coton contiennent des liquides plus ou moins colorés, ce
sont les bouillons de culture où se développent les microbes. De loin, on dirait un étalage de flacons de
liqueur, mais quelle liqueur ! une seule goutte donnerait
la mort aussi sûrement que le plus violent poison, car
M. Pasteur a dans son laboratoire de quoi détruire les
armées formidables de la vieille Europe et les immenses
troupeaux du Nouveau-Monde.

Quand M. Pasteur se mit à étudier pour la première
fois les infiniment petits, toute cette science des cultures
microbiennes n'existait pas et il l'a créée avec un soin
infini et une minutieuse patience. Et à cela rien de sur-
prenant pour qui connaît la vie scientifique de l'illustre
professeur. Il savait déjà par l'expérience du laboratoire,
ce qu'il faut en général, d'attention pour éviter les causes
d'erreur ; or, en 1864, il était entré, en plein, au sujet
des générations spontanées, dans la grande querelle qui
agitait le monde savant. Pouchet avait fait des expériences qui semblaient, pour tout le monde, probantes
et donnaient raison à sa théorie de l'évolution spontanée.
Pasteur le combattit victorieusement et dans une conférence à la Sorbonne, qui eut un grand retentissement,
montra que la moisissure obtenue par Pouchet avait

pour origine des germes venus de l'extérieur et qui avaient été entraînés par le mercure même au-dessus duquel se faisait l'expérience. Sa démonstration fut éclatante et la génération spontanée ne s'est pas relevée de cet échec. Elle en est morte. Mais cette lutte scientifique apprit à l'illustre expérimentateur que rien n'est à négliger dans les recherches de ce genre, et dès lors il apporta à ces études un tel soin que pas une objection ne devint possible quand il présenta au monde scientifique les résultats de ses travaux. Tout était difficile dans cette science nouvelle dont personne n'avait encore préparé les voies. Pasteur a à peu près tout créé avec une persévérance sans égale et une merveilleuse puissance d'esprit.

Je vais essayer de vous faire apprécier les efforts qu'il a fallu faire pour accomplir cette tâche immense.

Si vous examinez au microscope, avec un grossissement suffisant, une goutte d'eau, vous voyez dans le champ de l'instrument des organismes vivants qui vous paraissent monstrueux; ce sont des infusoires, des vibrions, des spores, etc., tous êtres appartenant au monde des infiniment petits, mais ayant déjà une organisation relativement complète. Regardez encore une goutelette de sang frais, tous ces petits globules qui courent sous votre œil ont en apparence des dimensions respectables. Les microbes sont encore plus petits que tout cela; à côté d'un globule du sang, un microbe d'assez belle taille, celui du charbon, par exemple, semble un filament allongé, un petit bâtonnet bien minime. Hé bien, il fallait pour étudier scientifiquement les propriétés de cet organisme infiniment petit et pourtant bien défini, l'isoler et rechercher son action propre. Le problème ainsi posé a été résolu à l'aide des cultures et des ballons que je vous ai montrés dans le laboratoire de M. Pasteur. Voici comme on a procédé pour le bacille du charbon, ce seul exemple suffira pour vous faire comprendre ce qui a pu être fait pour tous les microbes.

Un animal, un mouton meurt avec tous les symptômes de la maladie du charbon, vite on examine au microscope le sang de l'animal et on y reconnaît un organisme spécial, un petit bâtonnet. On prend alors une goutte de ce sang infecté et renfermant sûrement les organismes suspects et on la place dans un bouillon de culture préparé, soit de veau, de gélatine et renfermé dans un flacon soigneusement bouché et l'on prend toutes les précautions possibles pour que rien ne puisse venir de l'extérieur troubler ou arrêter l'expérience. Dans ce milieu qui lui convient, favorise son développement et sa prolifération, le petit bâtonnet se met au bout de peu de temps à pulluler d'une façon étrange ; ce sont bientôt des colonies animales qui se développent, des millions de microbes qui se produisent. D'abord on en vérifie au micoscope les caractères physiques et fondamentaux. Cela fait, on prend quelques gouttes de ce bouillon pour faire de nouvelles cultures et reconnaître l'effet de différents bouillons sur la prolifération du petit organisme. Comme il s'agit d'un microbe virulent, il faut maintenant vérifier cette virulence et son degré d'intensité. On va chercher les cages et les petits animaux vont servir de témoins révélateurs. Aux uns, on injecte sous la peau une goutte de tel bouillon ; aux autres, une goutte de tel autre. Les uns meurent aussitôt, les autres résistent

peu ou longtemps. Chez les uns et les autres, on recher-
che dans le sang le petit organisme ; on le reprend et
le cultive encore et toujours on le retrouve malgré ses
pérégrinations et ses péripéties variées, avec ses allures
et ses traits caractéristiques. Ces épreuves répétées des
centaines de fois, ces expérimentations faites sous toutes
les formes font alors disparaître les conjectures et les
probabilités, le doute s'écarte pour faire place à la cer-
titude absolue et la vérité scientifique apparaît enfin
rayonnante et indiscutable après des mois, des années
d'un labeur incessant, périlleux et dont, malgré tout, il
est difficile de se faire en un instant une complète idée.

La précision des recherches, la multiplicité des expériences, la persévérance opiniâtre à contrôler tous les
résultats, voilà ce qui a fait le succès des découvertes de
Pasteur et de son école ; aussi quand l'illustre savant
annonçait qu'il avait découvert le microbe du charbon,
celui de la septicémie, celui du choléra des poules,
celui du rouget, celui de la rage enfin, personne ne
doutait, car on savait que pour faire connaître une con-
quête nouvelle le maître avait soumis le petit microbe
conquis à de nombreuses et dures épreuves.

Et cette rigueur est en vérité absolument nécessaire.
Le monde des infiniment petits, les études micrographi-
ques d'aujourd'hui le montrent suffisamment, est
incommensurable. Les labeurs opiniâtres de savants
inconnus du monde qui s'ennuie ou qui s'amuse, ont
pourtant démêlé dans ces myriades d'êtres microscopiques, des familles, des genres, des espèces, et ce qu'il
y en a déjà de bien connus, de classés, de figurés est
considérable. Mais il y en a tant que l'on peut dire qu'il

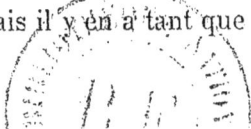

s'en trouve partout : dans l'air, les eaux, les aliments,
dans le sol, dans le corps des animaux ou de l'homme.
En un mot, ils nous envahissent de toute part, et c'est
bien en vain que nous aurions la prétention de nous
soustraire à leurs atteintes : ils sont, sinon plus forts, du
moins plus habiles que nous.

Mais rassurez-vous cependant, ils sont loin d'être
tous dangereux, beaucoup font avec nous bon ménage et
nous servent même à l'occasion ; et puis, chose curieuse,
bien constatée et qui fera sans doute plaisir aux gens
fatalistes, ils paraissent avoir chacun leur destinée.
Ainsi, les uns président aux fermentations et vous pour-
riez aisément, Mesdames, saisir un de ceux-là quand
vous voyez un excellent pot au feu tourner à l'aigre du
soir au matin ; un petit microbe, trompant votre vigi-
lance, y a fait élection de domicile et y a si bien profité
qu'il est facile à saisir et à reconnaître.

D'autres n'ont pour mission que de s'attaquer à la
matière organisée ayant cessé de vivre. Ceux-là, disons-
le en passant, sont parfois dangereux et toxiques ; ce
sont eux que nous retrouvons dans tous les cas d'em-
poisonnements ou de maladies à la suite d'ingestion de
viandes corrompues ou d'aliments altérés. D'autres enfin
engendrent chez les animaux et chez l'homme des maladies bien déterminées et nous pouvons presque affirmer,
par le peu que nous en savons, que toutes les affections
contagieuses leur sont dues. Et cela est si vrai que déjà
ces maladies infectieuses et transmissibles prennent volontiers le nom de maladies microbiennes.

C'est à propos de ces maladies microbiennes et seulement de celles qui nous sont bien connues que je veux

vous montrer le profit que l'hygiène a su faire des découvertes récemment faites.

Mais auparavant laissez-moi vous rappeler un des résultats obtenus par Pasteur, vous en apprécierez plus aisément les conséquences qu'en a tirées l'art médical.

Pasteur était, il y a quelques années, en possession de microbes susceptibles de produire des maladies ; il avait en son laboratoire le microbe du charbon, celui du choléra des poules et quelques autres. Il expérimentait particulièrement celui du choléra des poules à l'aide du procédé de culture que j'ai essayé de vous indiquer, faisant des séries de cultures et des expériences sur des animaux avec les différents produits cultivés. Il s'aperçut que tant que le microbe était cultivé sans interruption par des ensemencements successifs et réguliers, l'action sur les animaux restait pour chaque culture la même et conservait la même énergie. Mais venait-on à mettre quelque intervalle entre ces ensemencements, l'action devenait pour ces produits, moins énergique et les animaux soumis à leur effet étaient moins malades ; quelques-uns même échappaient et semblaient ne rien éprouver. De cette observation, M. Pasteur arrivait avec son esprit droit et logique à découvrir le moyen d'atténuer sûrement les virus microbiens. C'était déjà un pas immense. Mais ce ne fut pas assez pour Pasteur. Il chercha à se rendre compte de l'effet produit par le virus microbien ayant son maximum de virulence sur des animaux ayant préalablement subi les atteintes de virus atténués ou affaiblis, et il arriva à ce résultat remarquable entre tous, à savoir que les virus microbiens affaiblis empêchent désormais l'action du virus à sa toute puissance. Il répéta cette expérience de toute manière, et sûr de lui, il vint annoncer à l'Académie des sciences que les virus pouvaient devenir des vaccins préservateurs et en fit la preuve expérimentale pour le microbe du choléra des poules.

Ce jour-là, M. Bouley s'écria : « Une doctrine nouvelle s'ouvre pour la médecine et cette doctrine m'apparaît puissante et lumineuse. Un grand avenir se prépare, je l'attends avec la confiance d'un croyant et le zèle d'un enthousiaste. »

M. Bouley avait dit vrai. M. Pasteur à ce moment s'attaqua au microbe du charbon comme il l'avait fait pour celui du choléra des poules. Il eut des dificultés inouïes à vaincre, mais enfin après bien des jours de travail et puissamment aidé par des collaborateurs intrépides, MM. Chamberlant et Roux, il arriva au but si désiré. « Un jour, nous raconte son gendre, il remonta de son laboratoire le visage triomphant. Sa joie était telle que les larmes lui montaient aux yeux. Jamais je n'avais vu sur une physionomie un plus grand rayonnement de toutes les émotions hautes et généreuses que peut contenir l'âme humaine. Je ne me consolerais pas, nous dit-il en nous embrassant, si une découverte comme celle que nous venons de faire, mes préparateurs et moi, n'était pas une découverte française. »

Et le 28 février 1881, ce grand patriote, ce glorieux savant annonçait à tous qu'il pouvait préserver les troupeaux du charbon en les vaccinant. Il fit l'expérience publique et vous en savez le résultat. Il fut complet.

Dans cette voie de conquêtes nouvelles, dont chacune suffirait amplement à la gloire d'un homme, Pasteur a continué sa route. Les vaccins, dans sa pensée, peuvent devenir les remèdes héroïques de tous ces virus redoutables, et il semble avoir pris à tâche de les trouver tous les uns après les autres et laissez-moi vous rappeler en deux mots, avant de laisser de côté les travaux de ce maître pour lequel j'ai dans l'âme une profonde admiration, l'apparition de Pasteur au Congrès de Copenhague, il y a à peine quelques mois.

Il vint y faire connaître devant le public d'élite, réuni dans la magnifique salle du palais de l'industrie, les résultats de ses travaux sur la rage. Il avait réussi après des tentatives réitérées et les manipulations les plus redoutables à cultiver le virus rabique dans des milieux animaux tels que le singe, le lapin, et avec des passages variables d'une espèce à l'autre, il avait obtenu un virus atténué qui préservait le chien de l'effet du virus virulent. Il avait découvert le vaccin de la rage. Une commission académique vérifiait alors à Paris les faits avancés par lui, et M. le Ministre lui faisait savoir le jour même de cette magistrale séance les résultats obtenus ; les chiens vaccinés par la commission à l'aide du vaccin fourni par M. Pasteur, avaient tous été protégés et reconnus réfractaires à la rage. Il termina sa conférence en faisant connaître ce magnifique succès.

A ce moment, la salle entière salua M. Pasteur d'une triple salve d'applaudissements, et un témoin de cette réunion me racontait quelques jours après, à La Haye, l'émotion qui traversa toute l'assemblée et surtout tous les cœurs français, quand d'une voix émue et vibrante, M. le professeur Bouchard s'écria : « Monsieur Pasteur, au nom de cette assemblée, je vous remercie. Ces applaudissements disent avec quel intérêt vous avez été entendu, ils disent quelque chose de plus, ils confirment la reconnaissance des peuples et l'admiration des savants. »

M. le professeur Bouchard avait bien raison de dire : *la reconnaissance des peuples,* car je vais vous montrer, en terminant, combien déjà, et laissant de côté les vertus préservatrices des vaccins, les malades et les bien portants ont profité des travaux faits sur les microbes et des progrès des nouvelles doctrines.

Jadis, à la suite des grandes opérations, on voyait à chaque instant des accidents redoutables se produire, les hôpitaux s'infectaient et les moindres bobos devenaient parfois des affections dangereuses et graves. Malgré les plus grands soins et l'habileté des maîtres, on ne pouvait conjurer ces désastres, on s'en était consolé en appelant cela l'infection purulente. La science microbienne fit mieux, elle trouva un microbe qui se développait dans un milieu de son choix et devenait ainsi l'agent direct de l'infection et de toutes ses conséquences. La bactérie septicémique trouvée et son milieu de culture connu, la chirurgie s'ingénia alors à modifier le milieu et à combattre le microbe. On changea le mode de pansement, on créa autour des plaies une atmosphère artificielle ; Guérin fit le pansement ouaté, Lister le pansement antiseptique et les résultats furent splendides. Le microbe fut vaincu et cet horrible milieu qui lui convenait si bien fut supprimé. Grâce à ce progrès, grâce au pansement antiseptique, les opérations les plus audacieuses ont pu être tentées et même avec le plus grand succès. L'infection a disparu des services hospitaliers et on peut dire avec juste raison qu'avec la doctrine microbienne une ère nouvelle a lui pour la chirurgie, ère féconde en résultats et qui a épargné déjà bien des existences autrefois impitoyablement condamnées.

La médecine proprement dite a procédé de même. Partout où le fait de la contagion, de la transmission devient certain ou même probable, on cherche à découvrir l'agent de cette contamination et les investigations de nos micrographes sont à ce point ardentes que beaucoup de maladies sont déjà signalées comme dues à des microbes spéciaux. Mais tout en nous défiant de ces découvertes trop précipitées, nous savons qu'il en est déjà quelques-unes qui ont la sanction de l'expérience, on peut dire qu'on possède le microbe de la diphtérie, de la fièvre intermittente, de la variole, de la tuberculose. Ce dernier, disons-le, a été découvert par le docteur allemand Kock, dont le nom a eu quelque retentissement dans son impuissante opposition contre notre grand Pasteur. Et laissez-moi ajouter, en passant, sans rien vouloir enlever à la belle découverte de l'habile micrographe de Berlin, que c'est en France, grâce aux travaux d'un de mes anciens maîtres, le Dr Villemin, que la contagion de la tuberculose fut d'abord démontrée sans qu'on eut encore saisi l'agent direct de la contagion.

On croit posséder, vous le savez, le microbe du choléra, mais la science n'a pas dit à ce sujet son dernier mot. Celui de la fièvre jaune serait capturé et Pasteur va partir, dit-on, pour le Brésil pour vérifier le fait et faire lui-même l'instruction du prévenu (1). Vous voyez que les

---

(1) La *Semaine médicale* annonçait à ce moment le départ prochain de M. Pasteur.

médecins sont à l'œuvre, nous pouvons avoir confiance.
L'hygiène enfin, de son côté, n'a laissé passer aucune
découverte sans chercher à en retirer un profit direct et
vraiment elle semble avoir progressé du même pas que
la science microbienne. Ceux qui ont suivi de près cette
marche rapidement ascendante ont pu voir en effet que
l'hygiène perdait chaque jour les allures banales du passé
pour prendre celles plus vives des sciences expérimen-
tales modernes. Aussi maintenant tout le monde n'est
déjà plus hygiéniste; jadis, il n'en était pas ainsi et c'est
ce qui a fait dédaigner longtemps cette science tutélaire
et ce qui lui a valu les railleries de quelques beaux
esprits. Aujourd'hui, il n'est plus permis de nier les
progrès accomplis seulement en quelques années. Avec
les données précises de la science moderne, les problè-
mes que l'hygiène avait à résoudre sont devenus plus
nets et l'on y a travaillé avec un zèle et une émulation
remarquables non-seulement en France, mais partout ;
des laboratoires se sont ouverts, des instituts se sont
fondés, des sociétés se sont créées, de grandes assises se
sont tenues et de ces efforts communs et de ces travaux
considérables il est né pour ainsi dire une science nouvelle dont les horizons s'étendent chaque jour et dont
l'importance est telle que l'opinion publique jadis insou-
ciante, s'est émue et a fait entendre sa voix jusqu'aux
Parlements et aux gouvernants.

Ainsi, en ce qui concerne seulement les microbes et
les maladies contagieuses, tandis que Pasteur et ses
élèves étudiaient les microbes et les milieux favorables à
leur développement, les hygiénistes Pettenkofer, Vallin,
Cohn et beaucoup d'autres étudiaient les substances où

les moyens capables d'entraver leur évolution. Les premiers cherchaient à les faire vivre, les seconds à les détruire.

Par ces travaux, on est arrivé à ce résultat considérable, de connaître le moyen de tuer sûrement le microbe et l'on a trouvé ces agents de destruction dans ce qu'on appelle vulgairement les désinfectants et dans la chaleur. L'étude de la destruction du microbe pour l'hygiéniste était en apparence facile, mais celle du milieu de culture est autrement ardue. Là, les difficultés sont inouies. Songez qu'il ne s'agit pas seulement de l'influence du microbe sur un individu isolé, dans ce cas, ce n'est plus l'hygiéniste qui peut agir, mais le médecin, car il y a déjà production de maladie. Il faut aller bien plus loin et se rendre compte que l'action des virus se multiplie avec les individus, les agglomérations, la vie sociale, les conditions générales de nos échanges et de nos relations. Le milieu humain, social, n'a rien de comparable en vérité avec le ballon de Pasteur et il n'est pas aisé d'y suivre de la même manière le développement du microbe. Aussi pour arriver à des résultats précis, il faut des observations multiples, des enquêtes minutieuses, faire la part de tous les éléments, de toutes les conditions de la vie. C'est là une œuvre gigantesque et de longue durée. Mais, quoique incertaine encore sur bien des points, l'hygiène a déjà donné des preuves manifestes de sa puissante action et la récente épidémie de choléra est venue donner une confiance plus grande dans ses prescriptions. Laissez-moi vous en faire juges.

En 1865, le choléra a surpris la France; Marseille, Toulon, le Midi, puis Paris, le Nord sont envahis.

L'épidémie a duré une année. Aujourd'hui, moins de dix
ans après, la même maladie entre en France ; comment,
nous l'ignorons, mais elle frappe Toulon, Marseille, puis
Yport, Nantes, Paris. Ainsi installée sur différents points
du territoire, elle pouvait se croire maîtresse et chercher
sa proie. Mais il n'en est rien, l'affection est déjà éteinte.
Tandis que pendant l'épidémie de 1865, le fléau avait
emporté à Paris plus de 12.000 victimes, en 1884, on
n'a enregistré dans les hôpitaux, que 1.037 cas et 565
décès. Voudrait-on pour diminuer la valeur de ce résultat
arguer que la maladie en réapparaissant en Europe à
différentes reprises perd de sa puissance, s'acclimate
pour ainsi dire dans nos pays et se fait bénigne. Mais,
voyez comme elle se comporte ailleurs. La même affection
est passée cette fois de France en Italie, elle est allée à
Naples et dans l'espace de 82 jours, a frappé 14.087
personnes et fait 7.576 victimes. Ainsi, chose vraiment
digne d'attention, la mortalité à Naples et à Paris a été
presque dans la même proportion 54 %, ce qui signifie
que l'intensité virulente de la maladie était la même et
que l'art n'arrivait à sauver ici ou là que la même quan-
tité environ des personnes atteintes. Mais le fléau trouvait
à Paris des moyens qui s'opposaient à sa propagation,
les prescriptions hygiéniques étaient précises, on cherchait
à arrêter, à détruire le microbe ; d'un autre côté, le
milieu parisien était, depuis les grands travaux d'assai-
nissement qu'on a pratiqués, peu propre à la propagation
de l'affection. A Naples, au contraire, il n'en était rien
et le choléra a trouvé dans des quartiers infects, dans
des bouges sordides, où la misère, l'encombrement
faisaient à la maladie une proie facile, un milieu favorable

à sa propagation. Donc, là où l'hygiène avait perdu ses droits, le fléau était le maître, là au contraire, où elle était écoutée, la maladie devenait impuissante et disparaissait.

Je m'en tiens à ce seul exemple et ne veux pas abuser de votre complaisance en vous montrant avec quelle opiniâtreté l'hygiène poursuit les microbes non-seulement dans les maladies contagieuses et épidémiques, mais encore dans les eaux, le sol, l'air, les aliments et les boissons. J'aurais à vous citer pour chacun de ces sujets d'études des progrès accomplis, des conquêtes nouvelles. J'espère que vous voudrez bien me croire sur parole ; mais à défaut des preuves que le temps ne me permet pas de vous donner, laissez-moi terminer cette trop longue étude en vous citant l'autorité du Dr Rochard et en vous rappelant sa remarquable conférence faite au Congrès d'hygiène de la Haye cette année, sur la valeur économique de la vie humaine. Il a démontré avec une abondance superflue de faits et de preuves que l'hygiène peut économiser en France chaque année 165 millions sur la dîme mortuaire et morbide, que le gaspillage de la vie humaine est plus ruineux que tout le reste et qu'enfin les dépenses faites au nom de l'hygiène sont en réalité des économies. Il n'a pu faire cette démonstration, malgré son talent de parole, sa profonde érudition, qu'en prouvant les conquêtes de l'hygiène et les progrès qu'elle avait faits et qu'elle pouvait faire encore. Laissez-moi donc, me trouvant en ce moment placé sur ce terrain scientifique qui m'est cher et où les circonstances m'ont donné quelquefois la place un peu périlleuse d'une sentinelle avancée, laissez-moi, dis-je, en matière d'hygiène, abriter mes convictions de soldat militant derrière celles d'un chef dont je respecte l'autorité et la valeur.

« Les idées que je viens d'exposer devant vous, nous disait-il, ne sont pas celles d'un visionnaire rêvant pour l'humanité des destinées impossibles ; elles sont basées sur des données scientifiques irrécusables et sur la logique implacable des faits. Il ne s'agit plus que de les répandre et de les faire accepter par les populations d'abord, puis par les gouvernements, par les conseils élus que les nations ont investis du droit de disposer de leurs deniers. Il faut arriver à les convaincre pour qu'ils consentent à faire à la santé publique les avances dont elle a besoin. Pour atteindre ce but, nous n'avons qu'une arme, la persuasion. L'hygiène ne doit se montrer ni tyrannique, ni intransigeante. Elle a dans la société le même rôle que le médecin dans la famille, elle éclaire, elle persuade, elle n'impose pas. Mais pour remplir son rôle de conseillère, elle a dans la main tous les leviers avec lesquels on soulève l'opinion publique. Il faut user de tous ces moyens sans découragement et sans relâche. Il faut porter partout la bonne parole, il faut la crier sur les toits. Tout homme qui croit tenir une parcelle de la vérité est tenu d'ouvrir la main pour la répandre. C'est pour cela que je suis à cette tribune. »

C'est pour cela aussi, Mesdames, Messieurs, que je suis à cette place, défendant ce que je crois être la bonne cause ; en la quittant, permettez-moi de vous remercier de votre bienveillante attention et laissez-moi espérer que j'ai atteint mon but qui était de vous rendre confiants dans la science des microbes, dans les sages principes de l'hygiène et aussi de vous faire aimer et admirer cet homme grand et illustre entre tous dont les sublimes découvertes rayonnent sur tout le monde savant, rendent la France glorieuse et enviée et feront appeler ce grand siècle de progrès et de lumières, le siècle de Pasteur.

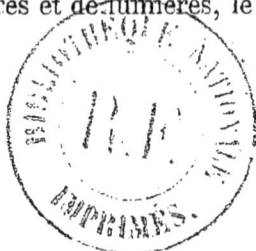

112

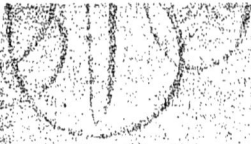

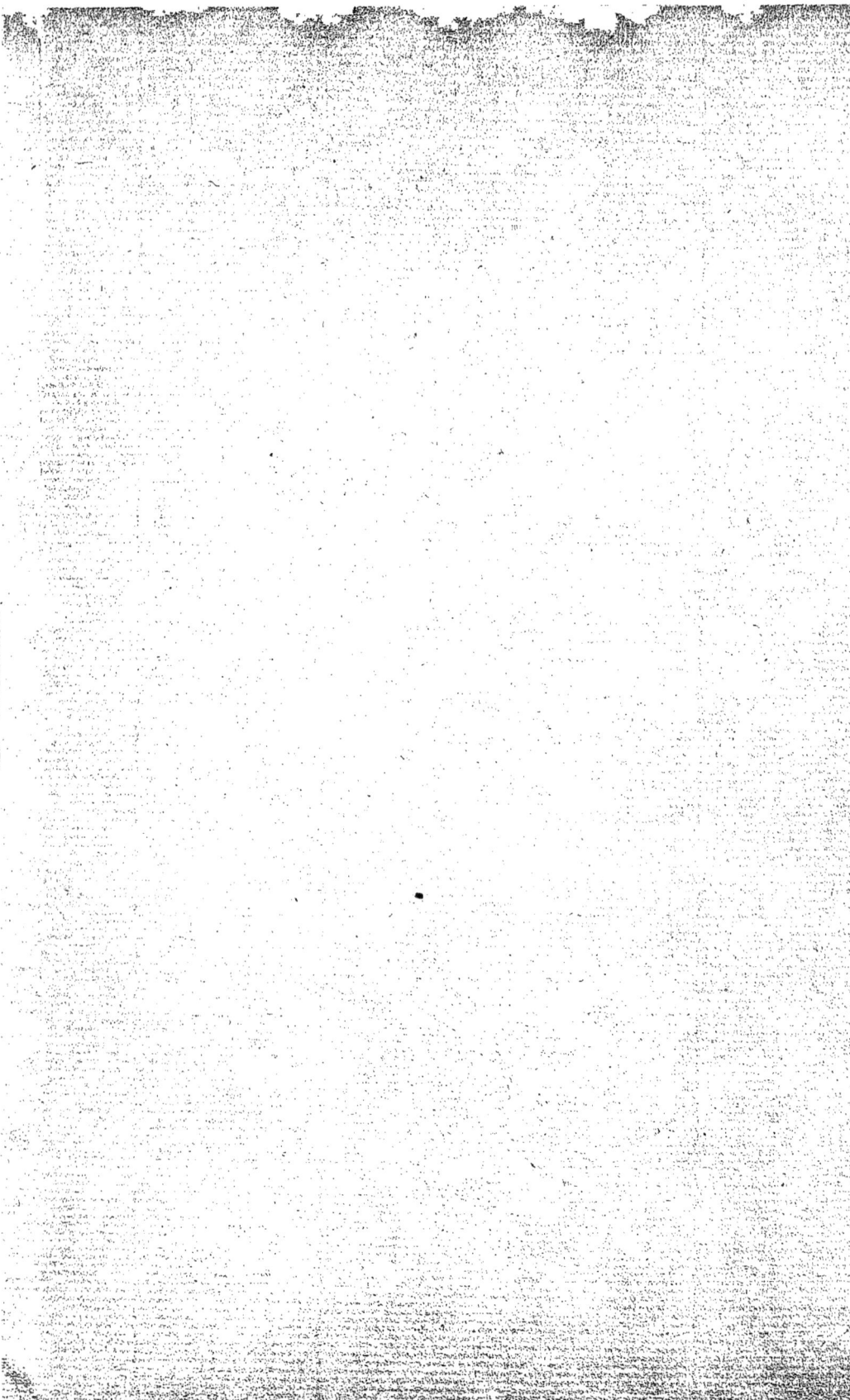

www.ingramcontent.com/pod-product-compliance
Lightning Source LLC
Chambersburg PA
CBHW070757220326
41520CB00053B/4518